L'ART DU DENTISTE

EN 1883

PAR

LÉON POMME DE MIRIMONDE

Docteur en médecine.

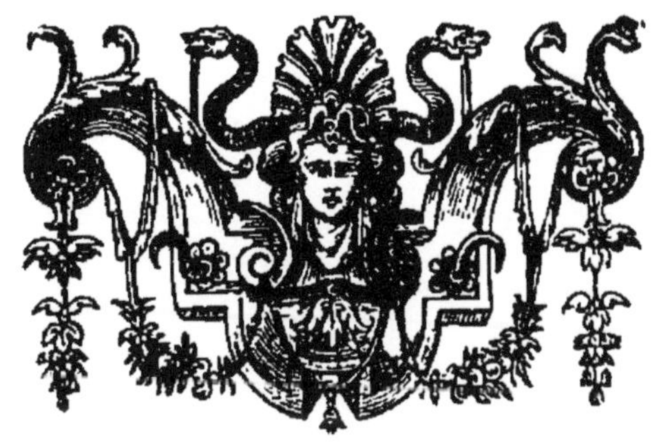

A. P. DE MIRIMONDE

Chirurgien-Dentiste

62, BOULEVARD MAGENTA, 62

PARIS

L'ART DU DENTISTE

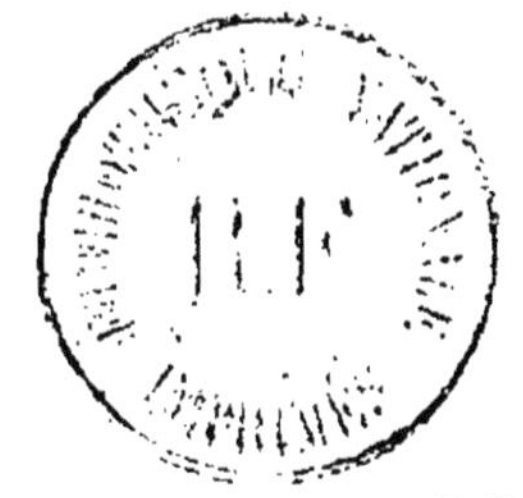

EN 1883

PAR

LÉON POMME DE MIRIMONDE

Docteur en médecine.

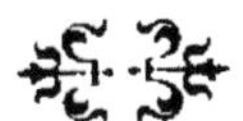

A. P. DE MIRIMONDE
Chirurgien-Dentiste
62, BOULEVARD MAGENTA, 62
PARIS

Nous n'avons pas voulu publier ici un traité d'art dentaire, nous avons simplement cherché à placer devant les yeux de nos lecteurs et de nos confrères, un aperçu des progrès qu'a fait l'art du dentiste depuis quelques années.

Nous montrerons la supériorité des nouveaux procédés sur les anciens, et nous ferons notre possible pour esquisser en peu de mots l'impulsion qu'a donnée l'Amérique à l'art dentaire en France.

Si nous avons réussi dans ces quelques pages à intéresser nos lecteurs et nos confrères, qui n'ont pas pu, comme nous, suivre pas à pas les perfectionnements apportés aux pièces artificielles et à tout ce qui se rattache à la profession du dentiste, nous aurons rempli le but que nous nous proposons.

Docteur L. P. DE MIRIMONDE.

L'ART DU DENTISTE EN 1883.

LES dents sont des organes de la plus haute importance.

Outre qu'elles sont indispensables à la mastication et à l'articulation des sons, par leur symétrie, leur forme, leur couleur d'un blanc bleuâtre venant se fondre sur le rose des gencives et des lèvres, elles embellissent singulièrement la physionomie de l'homme.

De tout temps, on a essayé de remédier aux ravages que la maladie, l'âge, le manque de soins produisaient sur les dents; mais ce n'est guère que depuis quelques années, que, grâce aux perfectionnements sans nombre apportés à l'art dentaire, on soit arrivé, nous ne craignons pas de le dire, *à la perfection.*

La clef de Garengeot a été la cause du peu de progrès qu'a fait la France dans l'art dentaire, la modicité de son prix la mettant à la portée de tout le monde.

En effet, quels étaient les instruments dont les dentistes se servaient avant que l'Amérique ne fût venue donner non seulement à la France, mais au monde cet élan à l'art dentaire?

Une clef de Garengeot, une pince droite, une courbe, quelques instruments à nettoyer les dents, un cautère, voilà les seuls outils que possédaient anciennement les dentistes et dont se servent encore certains opérateurs de province.

J'ai visité le cabinet de quelques dentistes dont les noms figuraient jadis dans tous les journaux; j'y ai vu les mêmes éternels instruments.

Je me hâte de dire que leur réputation est maintenant aussi tombée que leur clientèle et que leur place a été prise par des dentistes intelligents qui ont compris qu'il était impossible de pratiquer une opération dentaire quelle qu'elle fût avec de tels instruments.

Le fauteuil sur lequel s'asseyait le malheureux client pour subir une opération était souvent un voltaire, l'opérateur ne pouvait placer son patient dans une position convenable et il lui était impossible de se rendre compte de l'état de l'organe qu'il voulait soigner.

Si ces quelques instruments constituaient l'arsenal

du cabinet du dentiste, l'atelier était aussi à l'état bien primitif.

Une meule en grès, quelques morceaux de dents d'hippopotame, quelques dents en émail de la couleur de nos assiettes communes, toutes semblables de forme et ressemblant à tout ce qu'on voudra sauf à une dent, quelques fils d'or, d'argent ou de platine servant à maintenir ces dernières; des échoppes, des limes et un établi, voilà quel était le mobilier de la partie mécanique dentaire il y a vingt ans.

Voyons maintenant quels sont les instruments qui ont remplacé les anciens.

DAVIERS.

LA clef de Garengeot, cet instrument qui ne sert qu'à masquer la maladresse de l'opérateur, a dit Harris, et qui selon nous est un outil barbare dont on ne peut ni mesurer, ni modérer la force, et qui était si souvent la cause de fractures du maxillaire, a fait place aux daviers.

Les daviers sont des pinces dont les becs ont été forgés sur des dents naturelles et qui viennent s'adapter exactement sur la dent que l'on veut extraire.

Pour arracher une dent, il faut un instrument qui ne retire que la dent elle-même sans endommager les parties voisines et avec lequel nous puissions mesurer la force que nous employons.

Il faut que les becs soient assez minces pour pouvoir pénétrer sous la gencive et puissent venir saisir la dent, soit à l'intersection des racines, si c'est une grosse molaire, soit à la partie la plus profonde, si c'est une incisive, une canine ou une petite molaire.

Avec le davier, nous n'avons plus à craindre les dangers auxquels on est exposé en se servant de la clef de Garengeot.

Les fractures de maxillaire et du bord alvéolaire, les hémorrhagies autrefois si communes après l'extraction des dents, la gangrène de la gencive occasionnée par la pression énorme du panneton de la clef sur cette dernière, l'extraction de deux dents au lieu d'une, l'arrachement de la gencive, tels sont les accidents que nous n'avons plus à redouter et que le davier a complètement supprimés.

L'antique voltaire a été remplacé par le fauteuil

mécanique à l'aide duquel nous pouvons placer le malade dans toutes les positions possibles.

La tête du client repose sur une têtière qui la retient immobile et peut nous permettre de garder le malade dans la position nécessaire à l'opération, sans que ce dernier soit incommodé et sans que l'opérateur ait à se tenir penché et courbé pendant qu'il opère.

Ce fauteuil est indispensable pour pratiquer les aurifications, pour la pose des dents artificielles et pour l'extraction des dents à l'aide du protoxyde d'azote. Nous pouvons, grâce à cet appareil, placer notre malade dans une position horizontale pendant l'administration du protoxyde d'azote et conjurer ainsi tout danger d'asphyxie.

PLOMBAGE. — AURIFICATION.

LE seul plombage employé il y a vingt ans était l'amalgame.

Cet amalgame était composé de parties égales d'étain et d'argent fondues dans un creuset et réduites en limaille.

On malaxait cette limaille avec une goutelette de mercure et on l'enfonçait dans la cavité que l'on voulait remplir.

Or, qu'arrivait-il ? La carie, souvent mal nettoyée, continuait de s'étendre, l'amalgame en s'oxydant finissait par ne plus adhérer à la cavité et l'opération était à recommencer.

En outre, il était difficile de se servir de cet amalgame pour les incisives et les canines, à cause de sa couleur noirâtre.

Il fallait trouver une substance inaltérable qui pût se fixer contre les parois de la carie et ayant assez de dureté pour ne pas être usée pendant la mastication. La seule qui pût remplir toutes ces conditions était l'or.

Ce furent les Américains qui introduisirent l'or dont on se sert pour les aurifications en Europe; ils le livrent aux dentistes sous deux formes :

L'or en feuille et l'or en éponge.

Pour pratiquer une aurification, on tasse légèrement l'or dans la cavité, on fait une perforation au centre à l'aide d'un poinçon conique; dans ce trou on introduit un second cone d'or et on continue ainsi jusqu'à ce que le poinçon ne puisse plus pénétrer dans la cavité et que l'or ait acquis assez de dureté

pour ne plus permettre à un instrument de s'y enfoncer.

On lime alors la partie de l'or qui dépasse la dent et on la polit à l'aide d'un brunissoir.

Quand une carie a été ainsi aurifiée, non seulement la maladie ne fait plus de progrès, mais la dent peut être conservée indéfiniment.

Cette opération, quoique paraissant fort simple, est des plus délicates et demande beaucoup de soins.

L'or doit être d'une propreté parfaite et les instruments doivent être exempts de tout corps étranger. Sans ces précautions, les différentes couches d'or n'adhèreraient pas ensemble et l'aurification serait à refaire.

Ce n'est qu'avec beaucoup d'habitude et d'adresse que l'on arrive à bien aurifier, et il est indispensable pour l'opérateur d'être muni de nombreux instruments. Le tour américain sur lequel on peut adapter des fraises, des forets et le petit marteau automatique rend ici les plus grands services. Ce tour est une petite merveille et sa description nous entraînerait trop loin. Qu'il nous suffise de dire que l'on peut, à l'aide de ce tour, préparer toutes les caries que l'on veut obturer.

Pour les incisives médianes et latérales ainsi que

*

pour les canines, l'or présente des inconvénients ; son brillant métallique et sa couleur donnent aux dents un aspect étrange, et l'on se sert habituellement pour les dents de devant d'un ciment à l'oxychlorure de zinc.

Ce ciment est blanc et durcit très rapidement.

M..A. de Mirimonde emploie pour les incisives et les canines un ciment qui acquiert une très grande dureté. Il peut donner à ce ciment la teinte de la dent qu'il obture, et nous avons vu des obturations faites avec cette préparation datant de plusieurs années, et qui adhéraient à la cavité comme au premier jour.

Il est souvent nécessaire, avant d'obturer une dent, de cautériser la pulpe dentaire. M. de Mirimonde a remplacé l'ancien cautère par un petit appareil thermo-électrique.

La cautérisation à l'aide de cet instrument se fait instantanément et le malade ne ressent pour ainsi dire aucune douleur.

Je n'énumérerai pas les caustiques employés quand la pulpe ne permet pas au cautère de l'atteindre.

La vaseline arsenicale morphinée de M. de Mirimonde est, selon nous, la meilleure préparation.

Ce n'est pas dans cette brochure que nous pouvons parler longuement de la périostite dentaire.

Qu'il nous suffise de dire qu'à l'aide d'injections d'eau phéniquée pratiquées avec la seringue de Pravaz, nous avons obtenu d'excellents résultats.

Nous nous proposons, du reste, de publier sous peu les nombreuses observations que nous avons recueillies sur le traitement de cette affection.

CHUTE DES DENTS.

UNE des causes les plus communes de la chute des dents est le tartre qui s'accumule sur ces dernières.

Ce tartre, d'une nature très différente chez certains malades, à la longue occasionne une irritation des gencives. La suppuration des gencives due à la présence d'un corps étranger et irritant produit une résorption des alvéoles, le tartre gagne le collet de la dent, cette dernière s'ébranle et finit par tomber. Les crochets qui servent à maintenir les pièces artificielles ont aussi sur les dents un effet funeste.

Bien des malades auraient conservé toutes leurs dents s'ils avaient consulté au début un spécialiste.

Les corps étrangers, les débris d'aliments qui séjournent entre les dents, tout en occasionnant une haleine fétide, entraînent souvent aussi la chute de ces organes.

Une carie dentaire non obturée finit à la longue par s'agrandir, l'émail en contact avec les aliments pendant la mastication vient à éclater et nous avons un vide là où nous avions autrefois une dent.

Nous allons maintenant passer en revue les progrès qu'a faits l'art dentaire au point de vue des dents artificielles.

PIÈCES ARTIFICIELLES.

ON se servit pendant longtemps avant l'invention des dents en émail, de dents naturelles que l'on recueillait dans les salles d'amphithéâtre et que l'on arrachait aux malades qui mouraient dans les hôpitaux.

La plupart de ces dents arrivaient d'Italie, je crois. On les montait sur des plaques de métal ou sur de l'hippopotame.

Ces dents présentaient de grands inconvénients;

au bout de quelque temps, elles jaunissaient, se détachaient des pivots sur lesquels elles étaient fixées et finissaient à la longue par produire dans la bouche du client une véritable infection. Outre qu'il était assez désagréable d'avoir dans la bouche des dents de malades morts de maladies inconnues, les frais qu'occasionnaient le renouvellement de ces dents et la rapidité avec laquelle elles se corrompaient forcèrent à les abandonner.

L'hygiène s'opposaient bien à l'emploi de ces dents, mais le client sentait tellement le besoin de remplacer les organes qu'il avait perdus, qu'il ne reculait même pas à avoir constamment dans la bouche des dents que des garçons d'amphithéâtre avaient recueillies sur des morts et qui pouvaient être le germe de bien des maladies.

Les dentiers en ivoire d'hippopotame, dits Dents Ozanores, lancés à grand coup de grosse caisse dans les journaux eurent aussi leur temps. Ces dentiers avaient l'inconvénient de toutes les substances animales et se corrompaient dans la bouche assez rapidement.

L'haleine des personnes qui portaient ces pièces était infecte, et la couleur de ces dents, qui, après leur fabrication, était d'un blanc beaucoup trop mat,

devenait au bout de quelques mois d'un aspect repoussant.

On chercha alors à remplacer ces deux systèmes par des dents minérales. Ces dents présentaient à leur partie postérieure de petites plaquettes de platine sur lesquelles se soudait un fil qui servait à les fixer sur une plaque métallique.

Un grand progrès avait été fait; mais nous étions loin de la perfection.

Les Américains vinrent encore cette fois à notre secours en introduisant chez nous les dents minérales.

MM. Jones et White avaient monté à Philadelphie une usine où ils fabriquaient en grand les dents en émail. Ces dents étaient parfaites, d'une grande solidité et leur ressemblance à la nature était telle qu'une fois posées, on ne pouvait les distinguer des dents naturelles.

On fixait ces dents, j'allais dire ces petits joyaux, sur des plaques d'or ou de platine, et le problème de la prothèse dentaire était pour ainsi dire résolu.

Néanmoins, ces pièces, quoique d'une beauté parfaite, ne remplissaient pas encore le but qu'on voulait atteindre.

Les plaques d'or et de platine sur lesquelles les dents étaient fixées étaient un peu lourdes et produi-

saient, quand le malade ouvrait la bouche, un miroitage « trahisseur. »

Ces pièces avaient aussi l'inconvénient de coûter fort cher.

Le docteur Putnam vint mettre l'art dentaire à la portée de tout le monde en inventant les dentiers à base de caoutchouc.

Il arriva à Paris, prit un brevet d'invention et s'installa rue de la Chaussée d'Antin.

Là, aidé de mon frère, M. A. de Mirimonde, il enseigna à tous les dentistes de France et d'Europe son procédé.

Putnam n'était pas un *faiseur,* comme beaucoup d'inventeurs, il ne sut pas tirer parti de sa découverte, et après quelques années de séjour à Paris, il alla se fixer à Berne, où il mourut presque oublié.

Nous qui avons connu cet homme de bien, dont la générosité était sans bornes, dont l'adresse et le talent étaient sans égal, nous croirions manquer à notre devoir en ne le signalant pas comme bienfaiteur de l'humanité.

Les pièces à base de caoutchouc ont les avantages suivants :

1º Elles coûtent bien moins cher que les pièces montées sur or et sur platine ;

2° Elles sont d'une extrême légèreté ;

3° Elles ne blessent pas les gencives ;

4° Elles s'adaptent sans ressorts ni crochets ;

5° Elles sont d'une incorruptibilité absolue ;

6° Elles sont d'une solidité à toute épreuve.

Le caoutchouc vulcanisé sert aussi à la confection des appareils à redressement. Les appareils faits avec cette matière sont bien plus élastiques et se faussent moins facilement que les anciens à base métallique.

Citons, pour finir, une nouvelle matière servant de base aux pièces artificielles.

LE CELLULOÏDE.

COMME le caoutchouc, cette substance est très légère, et, quoique plus fragile, elle offre certains avantages.

Nous conseillons toujours aux artistes d'avoir recours à elle pour la confection de leurs pièces artificielles.

En effet, l'éclairage de la rampe projette sur les plaques artificielles une lumière de bas en haut, et les personnes placées aux fauteuils d'orchestre ou au parterre s'aperçoivent facilement de la différence de teinte du palais artificiel avec le palais naturel quand l'artiste est en scène et qu'il parle ou chante.

Le celluloïde ayant la couleur exacte de la muqueuse buccale, il est impossible à l'œil le plus exercé de s'apercevoir qu'un acteur ou qu'une actrice porte une pièce. Nous pouvons citer, à l'appui de ce que nous avançons, le cas d'une chanteuse qui, atteinte depuis quelque temps d'une affection du larynx, se fait examiner chaque semaine au laryngoscope par un spécialiste, sans que ce dernier se soit aperçu que ses quatre incisives du haut soient artificielles.

EMPREINTES.

POUR qu'une pièce puisse remplir le but que l'on se propose et remplacer les dents naturelles qui manquent, il faut que l'empreinte des gencives et du palais du client soit parfaite, car

c'est sur cette empreinte qu'est coulé le modèle sur lequel se façonne la pièce artificielle.

Nous avons souvent vu des pièces artificielles dont la confection ne laissait rien à désirer, mais qui n'allaient nullement dans la bouche ; l'empreinte avait été prise sans aucun doute par une main inexpérimentée ou inhabile.

On prenait autrefois les empreintes avec de la cire ; maintenant on a entièrement abandonné cette substance pour la remplacer par la gutta-percha ou la godiva , préparation anglaise dont nous ignorons la composition. Les empreintes prises au plâtre sont sans contredit les meilleures.

Avec le plâtre, l'empreinte du palais et des gencives est si exacte que l'on peut diminuer de plus de moitié la largeur des plaques qui suppportent les dents artificielles.

En effet, une pièce adhérant uniformément sur toute sa surface au palais, il est facile de comprendre qu'elle rendra les mêmes services qu'une plaque deux fois plus large qui ne porterait exactement que sur certains points.

PROTOXYDE D'AZOTE.

NCIENNEMENT, on ne se servait comme anesthésique que du chloroforme et de l'éther.
Ces deux substances avaient pour les dentistes de graves inconvénients. Le client que l'on
mettait sous l'action d'un de ces deux anesthésiques
devait être à jeun, et pour pouvoir être administré
sans danger, le malade devait être couché.

En outre, l'opérateur ne pouvait prendre sur lui
une telle responsabilité et il était forcé de s'adjoindre
des aides.

Les Américains furent les premiers qui appli-
quèrent le protoxyde d'azote à l'art dentaire.

Priestley découvrit le protoxyde d'azote en 1776,
mais ce n'est que vingt ans plus tard que l'on étudia
les propriétés de ce gaz.

Beddoes qui, en 1795, traitait les maladies de
poitrine à l'aide d'inhalation de différents gaz, à
Bristol, avait eu la bonne fortune de rencontrer

pour l'aider, le chimiste Humphrey Davy, et, chose singulière, le premier gaz dont ils voulurent étudier les propriétés fut précisément le protoxyde d'azote.

Ayant remarqué que ce gaz produisait une sensation agréable et quelquefois des éclats de rire, ils l'avaient appelé gaz hilarant.

« Le protoxyde d'azote, » dit Davy, « paraît jouir, « entre autres propriétés, de celle de détruire la « douleur. » Néanmoins, les expériences en restèrent là, et il ne fut plus question du protoxyde d'azote que dans les cours de chimie.

Cependant, en 1844, Colton, un Américain qui parcourait différentes villes de l'Amérique en donnant des conférences sur la chimie, faisait inhaler à quelques-uns de ses auditeurs, pour amuser son audience, du protoxyde d'azote.

Wells, qui avait assisté à une de ces conférences, pensa à utiliser ce gaz pour des opérations de chirurgie ; il se fit même arracher une grosse molaire dont il souffrait, sous l'influence du protoxyde d'azote.

Il tenta de vulgariser l'emploi de ce nouvel anesthésique, mais, n'éprouvant que des déboires, il se suicida, laissant encore le protoxyde d'azote dans 'oubli pendant bien des années.

En 1863, Colton recommença les expériences abandonnées par Wells et vit ses efforts couronnés de succès.

Il s'installa à New-York, où il pratique encore des extractions à l'aide du protoxyde d'azote.

C'est vers cette époque, en 1863, que ce gaz fut importé en France, et mon frère, M. A. de Mirimonde, fut un des premiers dentistes qui l'ait employé à Paris et qui l'ait préparé sur une grande échelle.

Il fallait arriver, pour pouvoir mettre le protoxyde d'azote à la portée de toutes les bourses, à le fabriquer à bon marché.

M. A. de Mirimonde prépare ce gaz à l'aide d'un appareil d'une très grande simplicité, et il a pu ainsi pratiquer depuis de nombreuses années des extractions dentaires à 10 francs. Nos lecteurs trouveront la description de son procédé de fabrication du gaz à l'article protoxyde d'azote dans la *Physique et Chimie populaire* d'Alexis Clerc.

Nous ne pouvons ici nous étendre longuement sur les propriétés de ce gaz, mais puisque nous en avons fait un historique succinct, nous ne pouvons passer sous silence les intéressantes expériences de M. Paul Bert qui administre ce gaz sous pression et

qui peut ainsi maintenir des opérés sous l'influence du protoxyde d'azote aussi longtemps qu'il le désire. Voici, d'après ce savant, les avantages du protoxyde d'azote sur le chloroforme et l'éther.

Le protoxyde d'azote supprime ou atténue la phase d'excitation qui est si pénible avec le chloroforme et parfois si terrible avec l'éther. Pendant l'anesthésie, le malade est dans la résolution la plus complète. Le chirurgien qui, avec le chloroforme et l'éther, a toujours l'œil au guet pour surveiller le malade, n'a ici de préoccupation d'aucune sorte. Dès que le malade cesse de respirer le mélange anesthésique, il revient instantanément à la sensibilité et au bien-être; il n'y a donc point, avec le protoxyde d'azote, cette longue période de torpeur et d'angoisses, de vomissements consécutifs qui est inséparable de l'emploi du chloroforme et dure parfois plusieurs jours.

En disant, dans le cours de cette brochure, que les principaux perfectionnements apportés à l'art dentaire nous sont venus d'Amérique, nous tenons à mettre nos lecteurs en garde contre les « soi-disant » dentistes américains nés en France qui, ignorant les premières notions de leur profession et les rudiments de leur propre langue, n'ont pas craint de publier

des journaux dentaires, sortes de prospectus où ils faisaient vanter la science qui leur était étrangère et profitaient simplement de l'adresse, du travail et de l'intelligence de leurs employés.

Citons aussi les dentistes peu scrupuleux qui arrachent de bonnes dents pour les remplacer par des dents artificielles et qui font à l'aide de fraises des caries factices qu'ils remplissent ensuite d'or ou de plombage.

Audaces fortuna juvat.

Si dans ces quelques pages nous avons cité les noms de Jones et White et de Putnam pour l'Amérique, citons, pour l'Angleterre, les Ash, les Lemale; pour la France les Vinderling, les Billiard, mais n'oublions pas notre frère, M. A. DE MIRIMONDE, le collaborateur du docteur Putnam, le fondateur et le rédacteur de la *Revue odontotechnique*, le premier journal intéressant la profession dentaire ayant paru à Paris en 1859, l'inventeur des moufles à vulcaniser et le vulgarisateur des pièces à base de caoutchouc en France et en Europe.

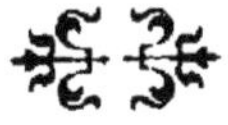

MACON, IMPRIMERIE PROTAT FRÈRES.

MACON, IMPRIMERIE PROTAT FRÈRES.